ADIÓS AL DOLOR DE RODILLAS CON UN SOLO EJERCICIO

Dr. Marlon Danilo Flores

Traumatólogo

Adiós al dolor de rodillas con un solo ejercicio.

Un libro dedicado a todos ustedes que padecen de esta molestia, el dolor de las rodillas.

Por:

Marlon Danilo Flores

Índice

índice

Prólogo

Antiguamente los tratamientos para los procesos inflamatorios estaban basados en el reposo e incluso en las inmovilizaciones lo que provocaba que las articulaciones se pongan duras "anquilosadas" y después un proceso de rehabilitación para recuperar la movilidad.

Prólogo

Libro realizado pensando en usted que padece de dolor de las rodillas.

Nos ayudará a reconocer la enfermedad y a tratarla en casa con un solo ejercicio.

Y nos ayudará a obtener una mejor calidad de vida diciendo adiós al dolor.

Capítulo 1

Adiós al dolor con un solo ejercicio

Tienes dolor de rodillas ??

Un dolor de rodillas que te impide subir o bajar gradas ?

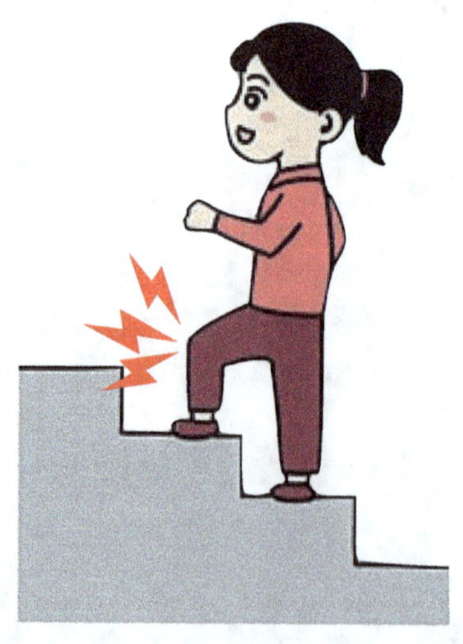

Te suenan las rodillas ??

Un sonido que se produce cuando caminas o cuando te levantas después de estar sentado?

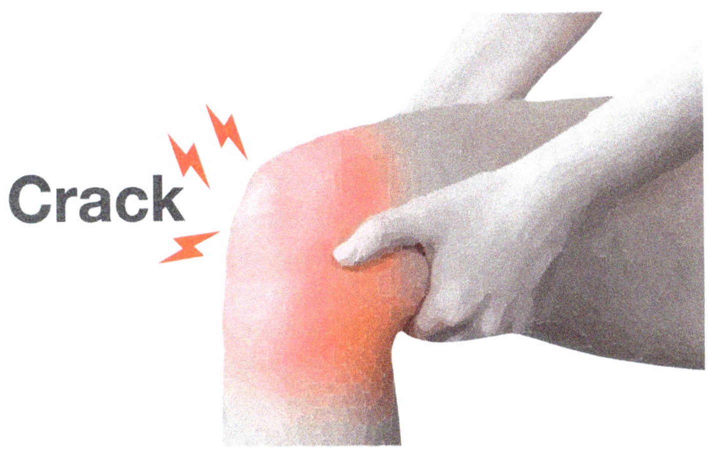

Posiblemente se trate de una

tendinitis rotuliana

o

rodilla del saltador

Por qué duelen las

rodillas ?

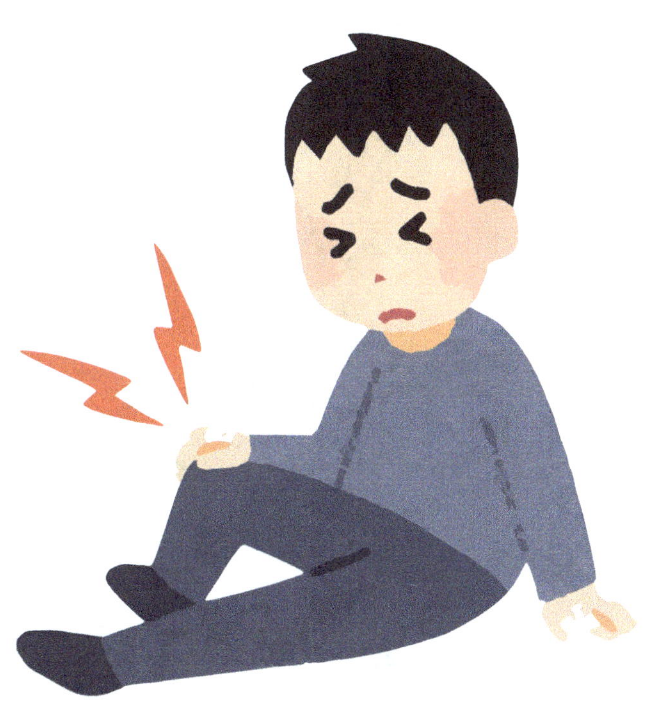

El dolor y el sonido de las rodillas puede deberse a una mala alineación de la rótula.

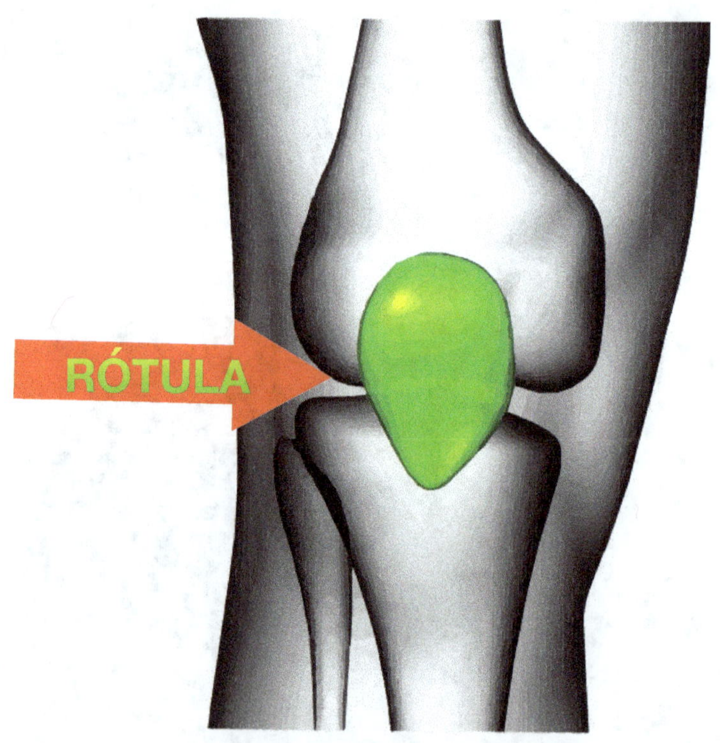

Al existir una mala alineación de la rótula

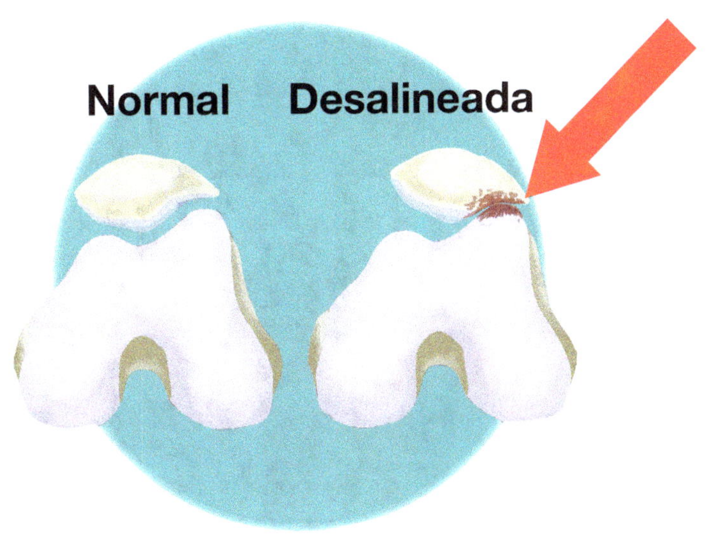

Aumenta el desgaste del cartílago que articula con el fémur.

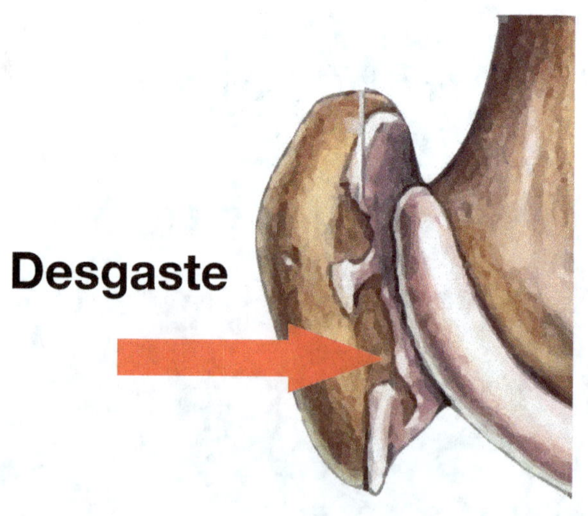

Y se produce un fenómeno inflamatorio importante que provoca mucho dolor.

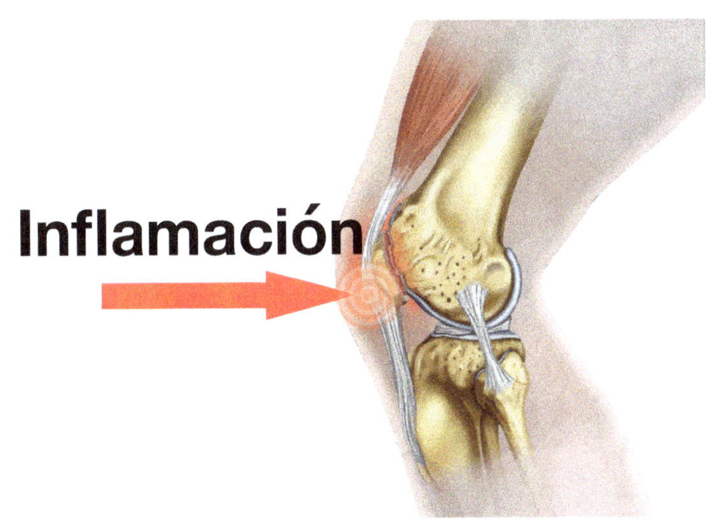

Se denomina

Tendinitis Rotuliana

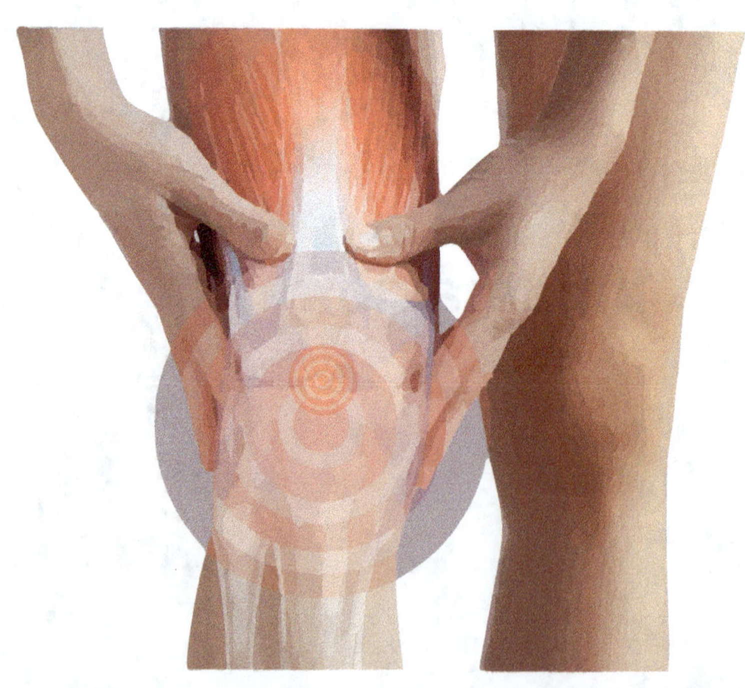

Para eso debemos realizar
un ejercicio que provoca
la alineación de la
Rótula.

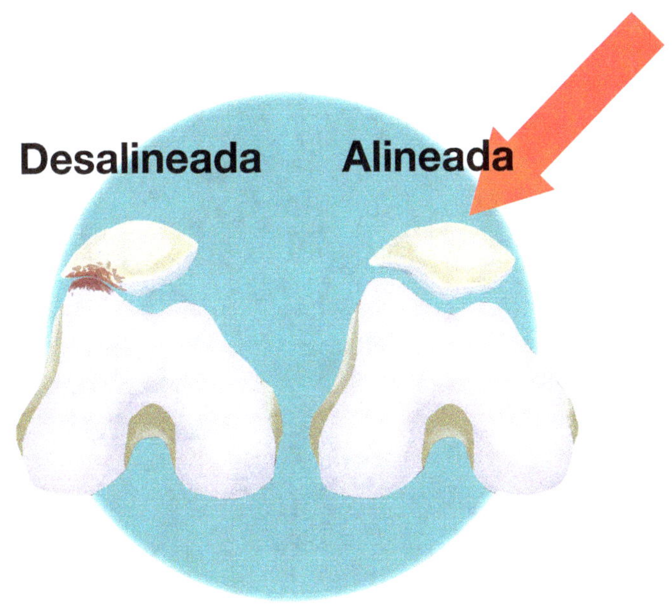

Cómo realizamos el ejercicio??

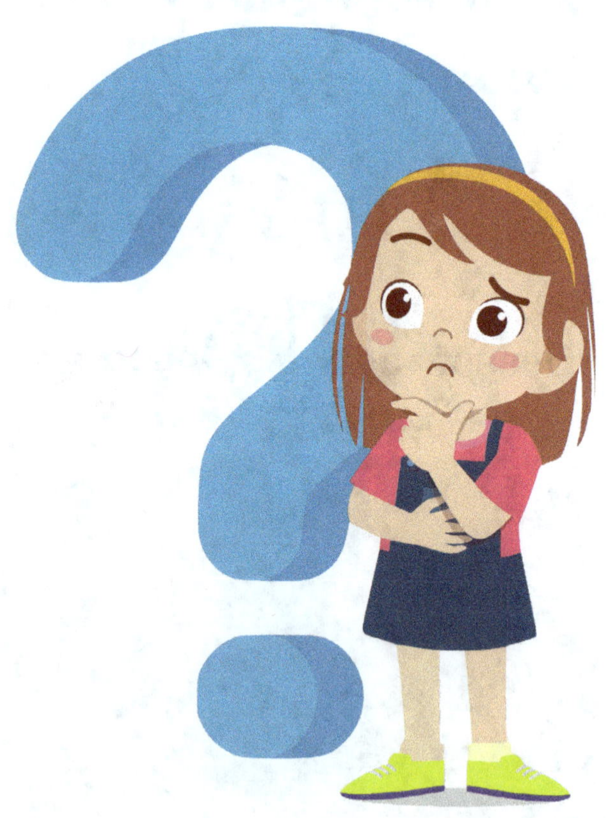

Sentados en algún mueble alto como una camilla una mesa o un escritorio.

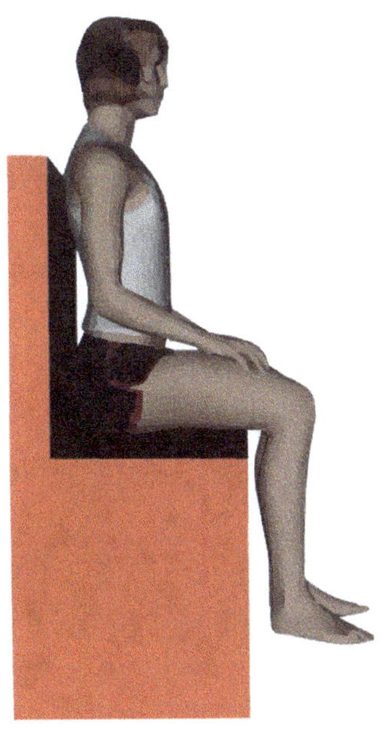

Nos colocamos una pesa para deportistas de 3 libras de peso en el tobillo u otro peso similar

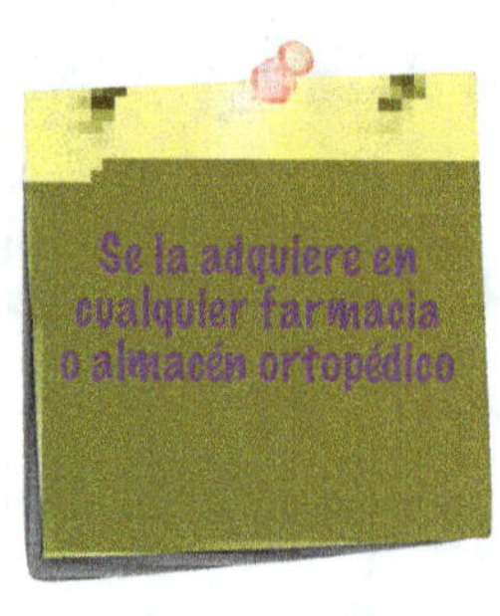

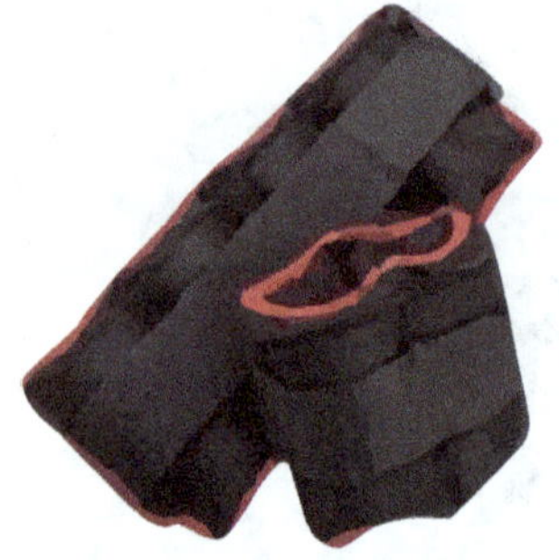

Funda de Arena

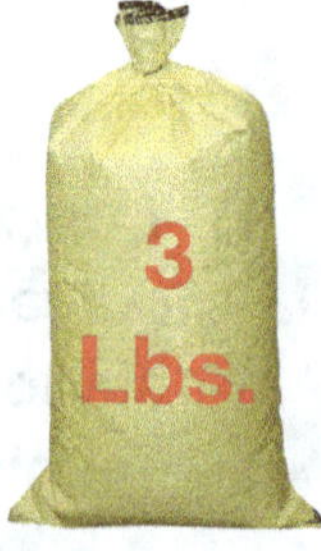

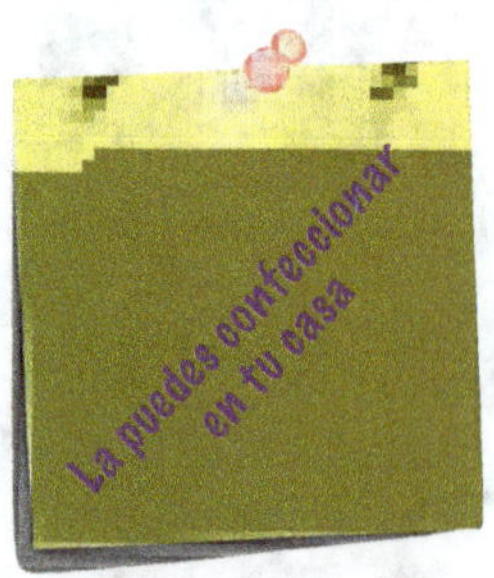

Colocamos una compresa caliente en las rodillas por unos **10** minutos

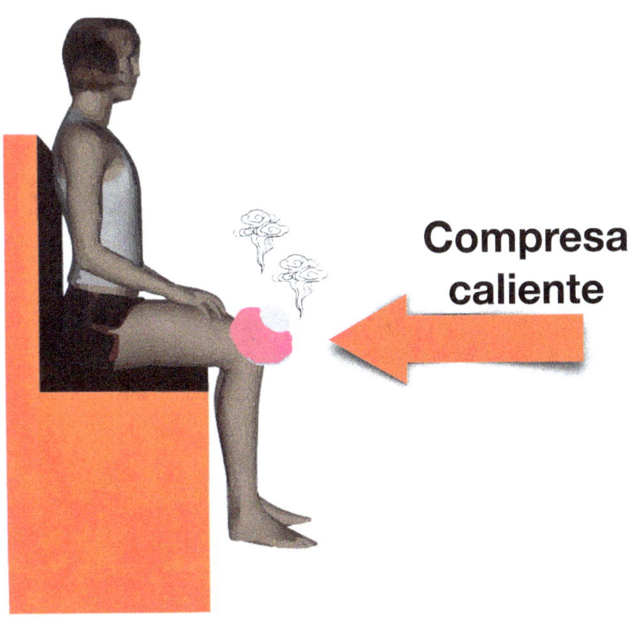

Hacemos la extensión completa de la rodilla

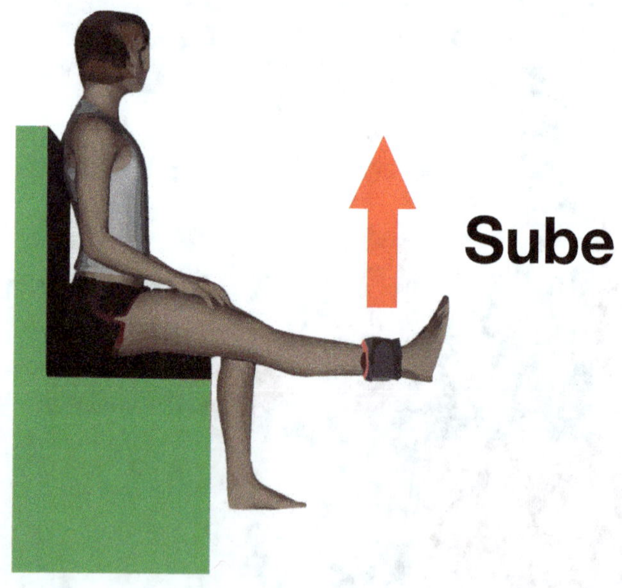

Y nuevamente la flexión

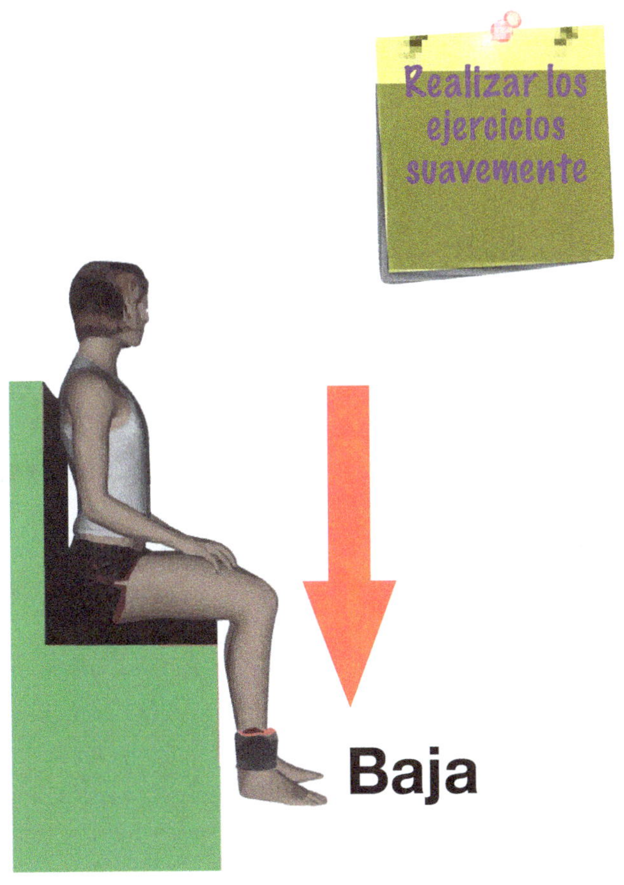

Levantamos el pie

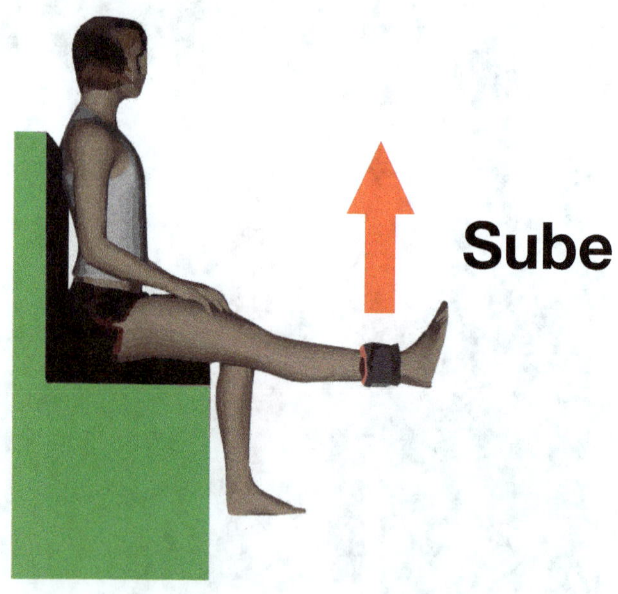

Bajamos el pie

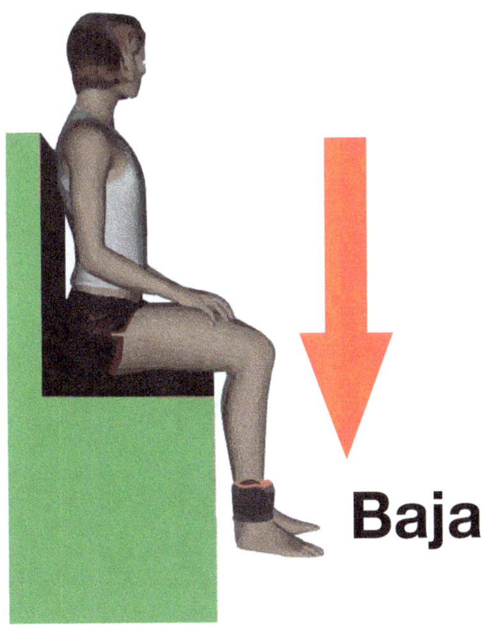

Repetimos por 100 veces o 5 series de 20 veces

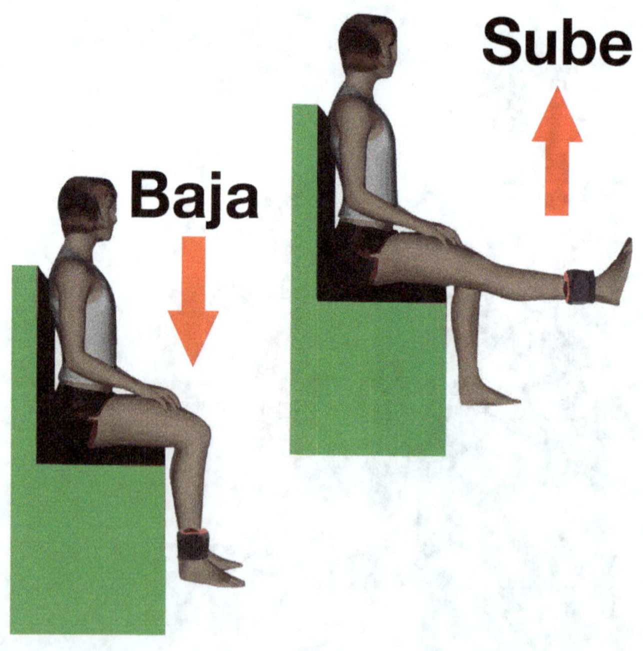

20 veces la pierna izquierda
20 veces la pierna derecha

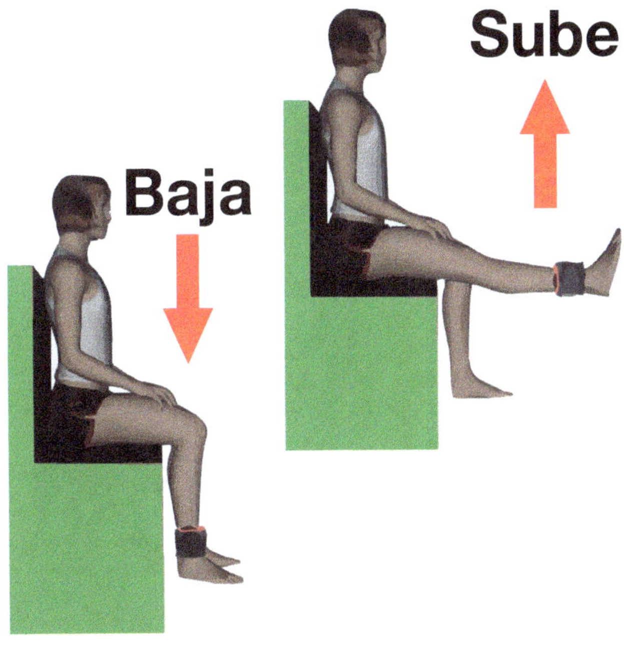

Alternando cada una hasta llegar a **100** veces

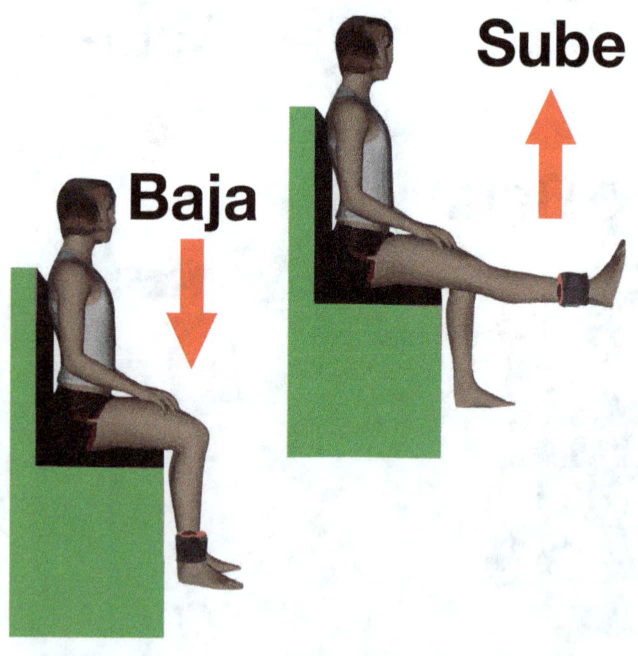

Si después del ejercicio hay dolor, aplicar hielo por 3 minutos

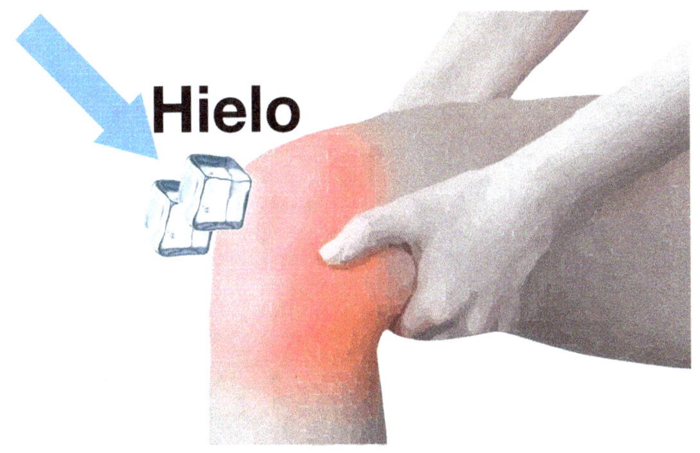

Este ejercicio ayuda
100% en la

Tendinitis Rotuliana

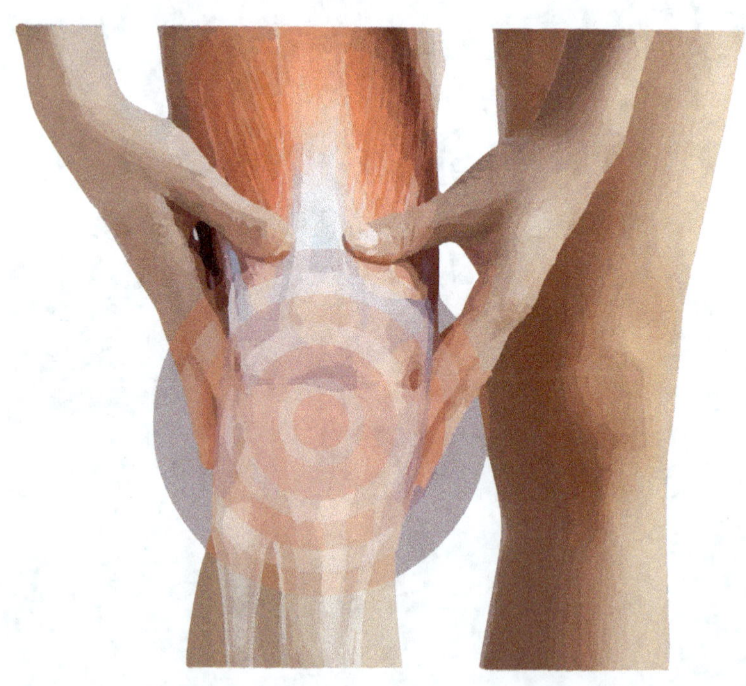

Recuerden que

Que para obtener los mejores resultados

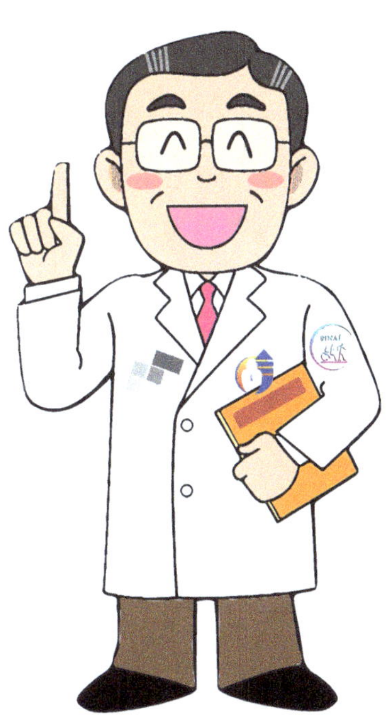

Primero debes visitar a tu médico de confianza

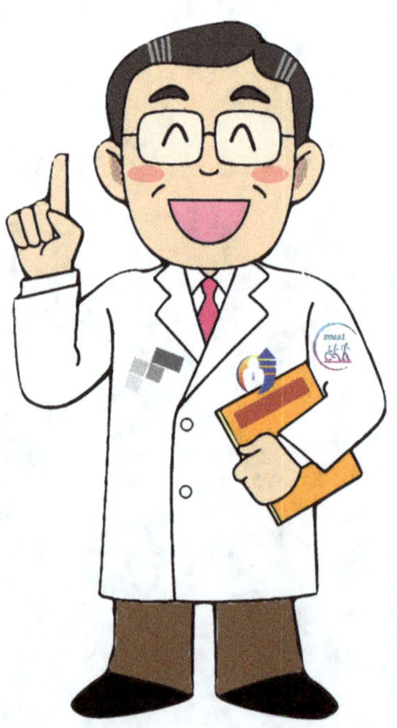

Se recomienda realizar el ejercicio mínimo 4 meses

Debes realizar el ejercicio una vez al día

Seguir las indicaciones de tú médico de confianza

Se debe hacerla vida normal sin restricciones

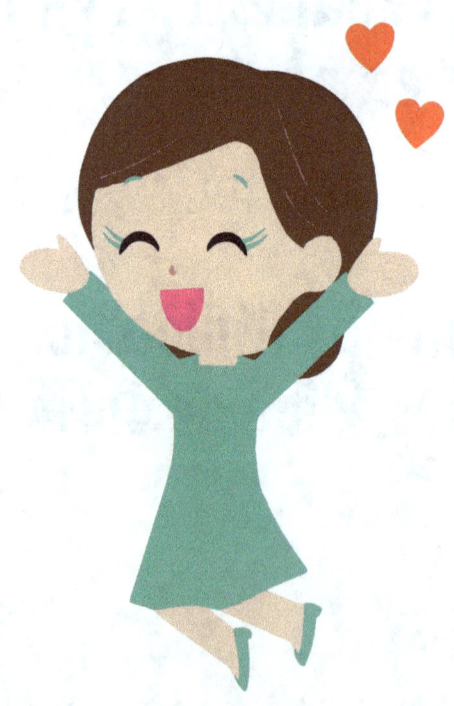

Preferible hacer deportes de bajo impacto

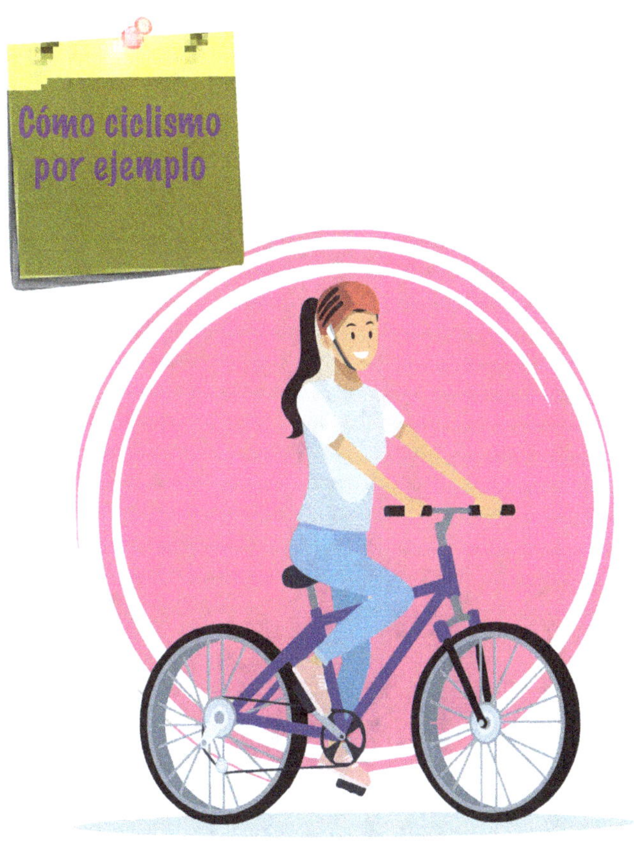

Siempre, siempre, siempre acompañado de una alimentación sana y equilibrada.

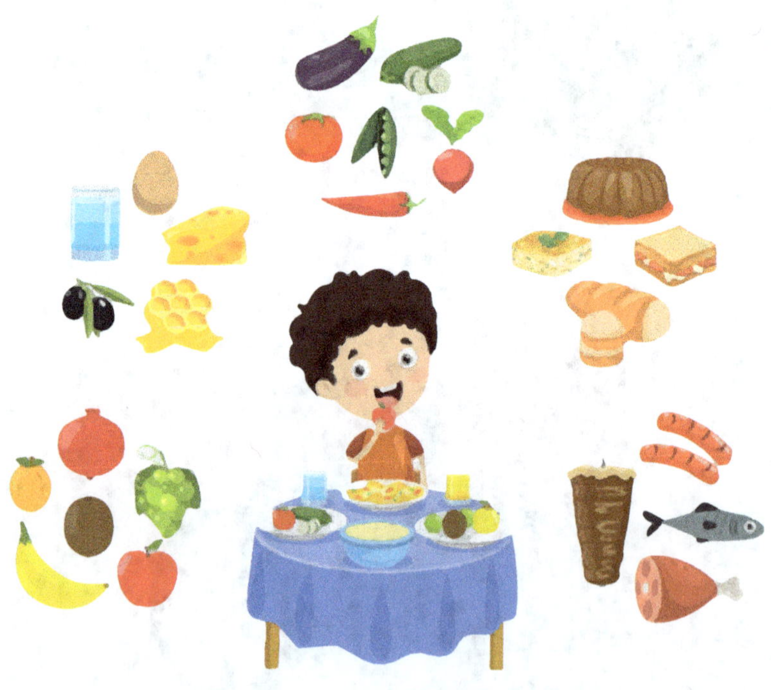

No olvidemos que...

Quien tiene constancia y disciplina, obtiene resultados increíbles !!!

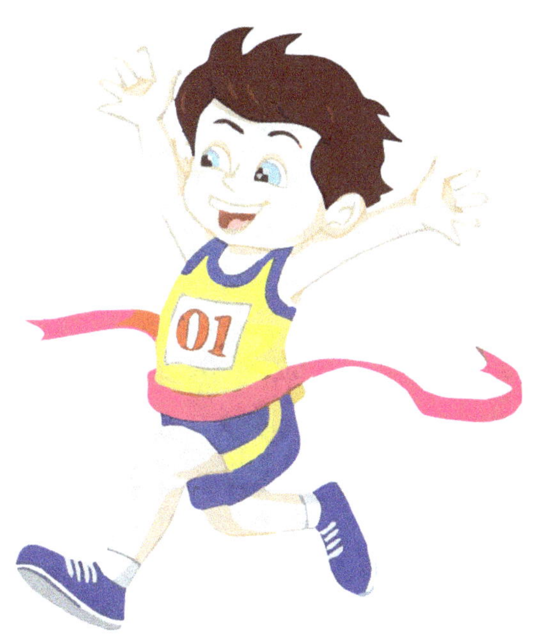

Digámosle
adiós al dolor

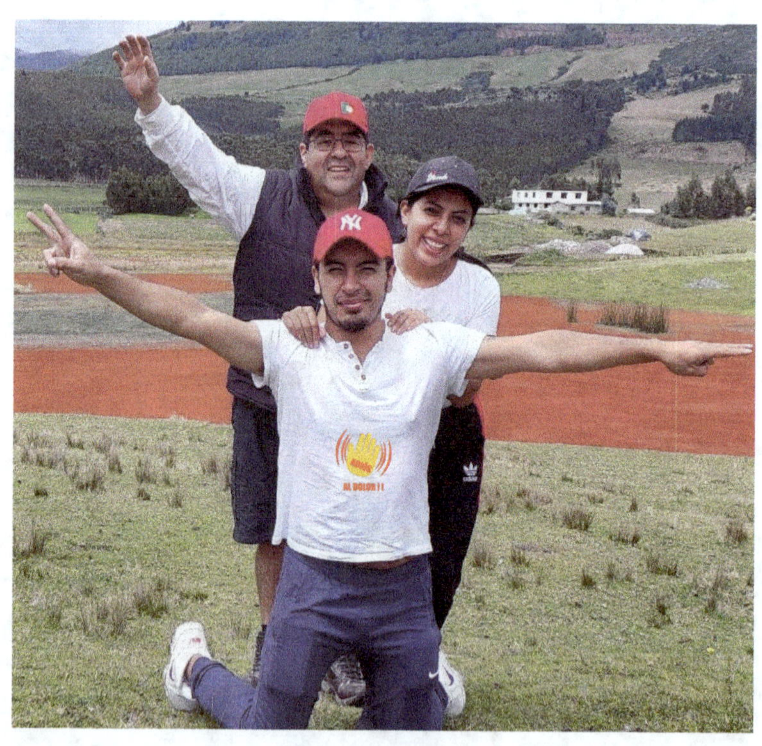

Capítulo 2

Generalidades

La rodilla es la
articulación más grande
de nuestro cuerpo

Los músculos y
ligamentos permiten que
la rodilla se mueva y
proporcione estabilidad
al saltar correr o
caminar

El dolor de rodillas es uno de los dolores más comunes de nuestro cuerpo.
Y esta provocado por varias causas.

El dolor de rodillas puede presentarse a cualquier edad desde los niños hasta los ancianos y sin distinción del sexo.

Concepto

La tendinitis rotuliana es una lesión crónica de la union entre el tendón rotuliano y la rótula

Para eso debemos conocer una básica anatomía de la rodilla y así entenderemos cómo se produce la enfermedad y cómo tratarla

Anatomía de la rodilla

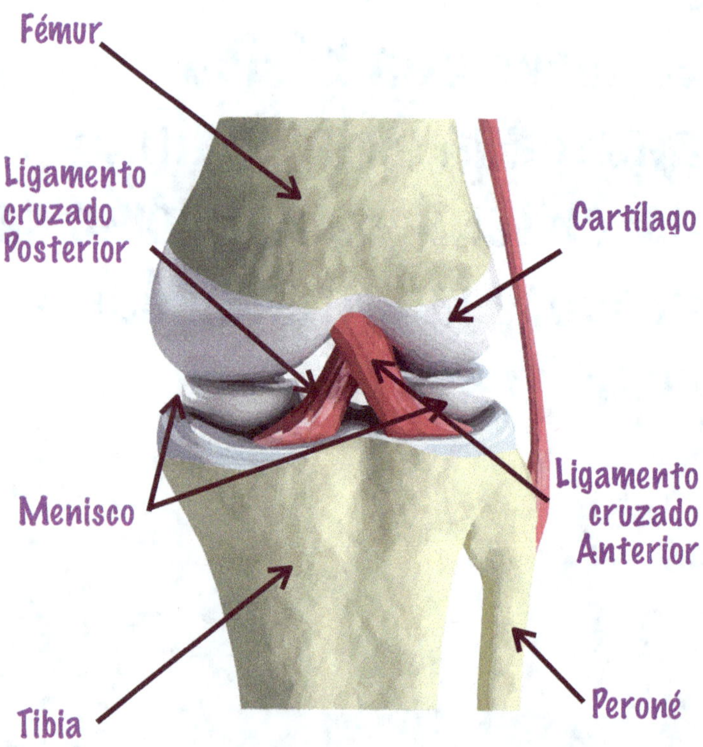

Anatomía de la rodilla

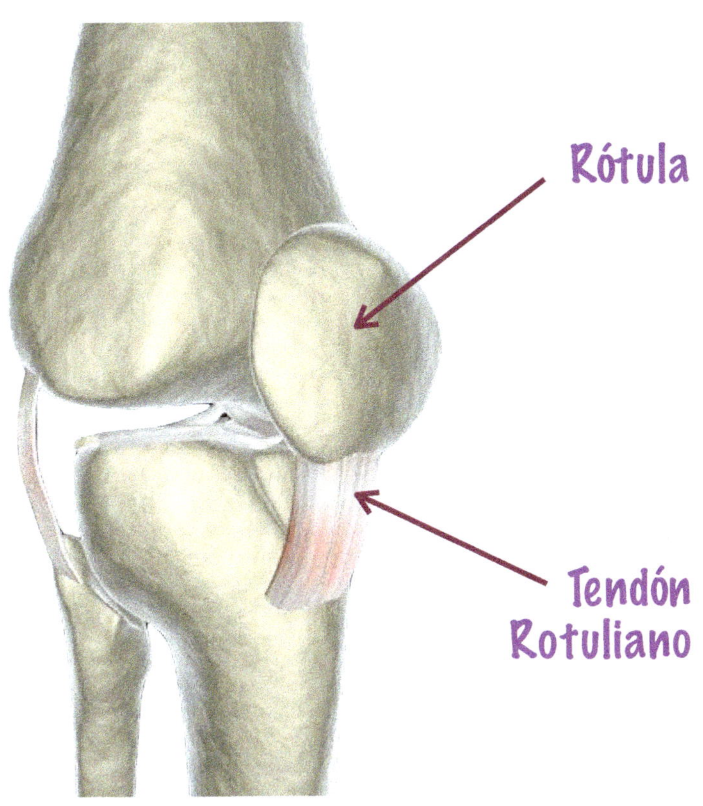

Tendinitis rotuliana

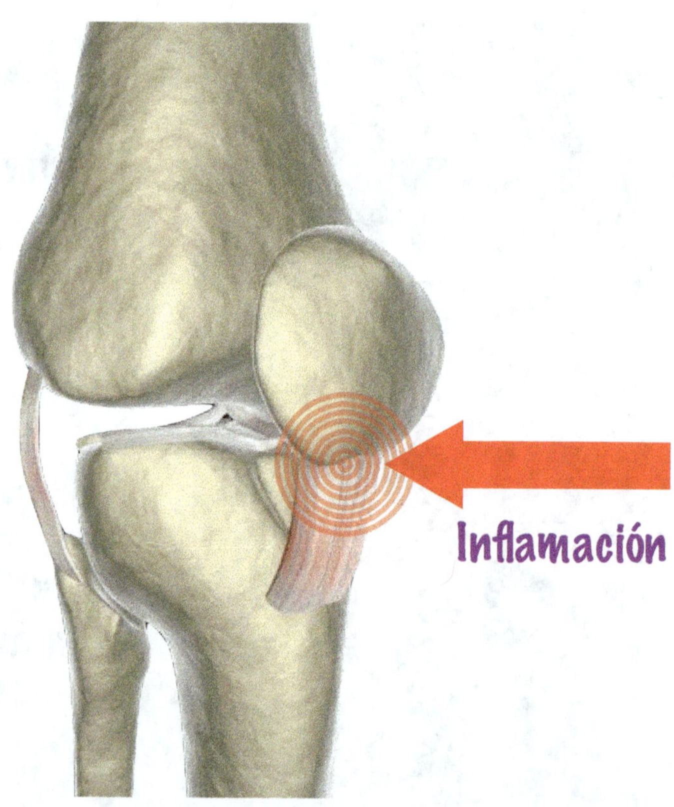

Cual es la función de la rodilla ?

Es soportar el peso del cuerpo

El movimiento de flexo extensión

Que se produce en el tendón ?

Se produce un proceso inflamatorio y degenerativo que hace muy difícil el tratamiento y por eso se hace crónico y muy molestoso

Por que alivia el dolor el ejercicio?

- Aumenta el metabolismo
- Aumenta el tamaño de los vasos sanguíneos

Por que alivia el dolor el ejercicio?

- Aumenta la síntesis del colágeno
- Provoca el crecimiento del tendón y mejora la función

Síntomas de la tendinitis rotuliana

- Dolor en la región anterior de la rodilla
- Dolor aumenta cuando "bajas" gradas

Síntomas de la tendinitis rotuliana

- Dolor cuando te levantas de estar sentado
- Crepitación "sonidos" de la rodilla

Causas

- Mala alineación de la rótula
- Tensión repetitiva
- Uso excesivo de la rodilla
- Micro desgarros del tendón

Factores predisponentes

- Correr y saltar con frecuencia
- Ejercicio con pausas largas
- Alteraciones en la pisada
- Obesidad

Factores predisponentes

- Desequilibrios musculares
- Enfermedades crónicas

Otras causas de dolor de rodillas

Artrosis.

Fracturas.

Rotura de meniscos.

Artritis reumatoide.

Rotura de ligamento cruzado.

Ciática.

Artrosis

Enfermedad degenerativa del cartílago articular que se asocia a la mayoría de edad

Este ejercicio ayuda 60% en la

Artrosis de rodilla

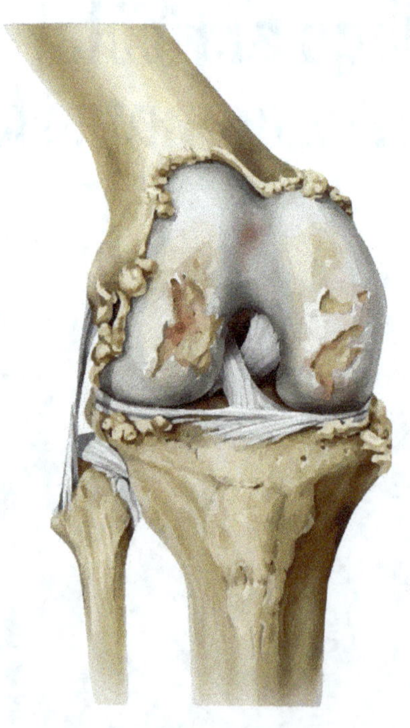

Fracturas

Lesión traumática que afecta a los huesos

NO se debe hacer el ejercicio en las

Fracturas

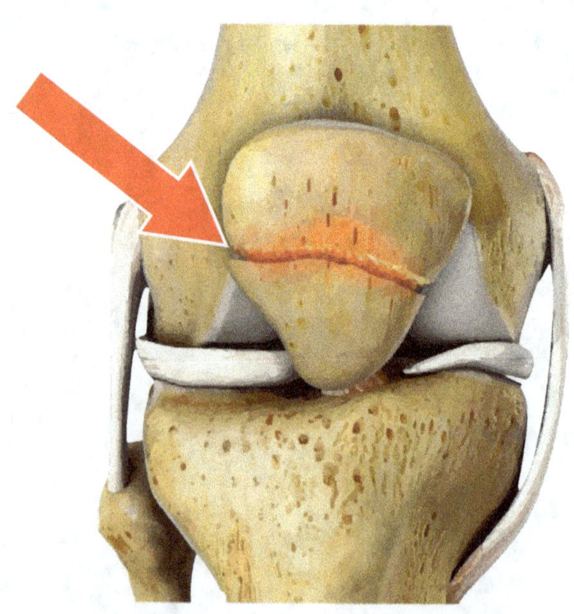

Rotura de meniscos

La lesión traumática más común en la rodilla asociada a lesiones deportivas en jovenes.

Este ejercicio NO ayuda en la

Rotura de meniscos

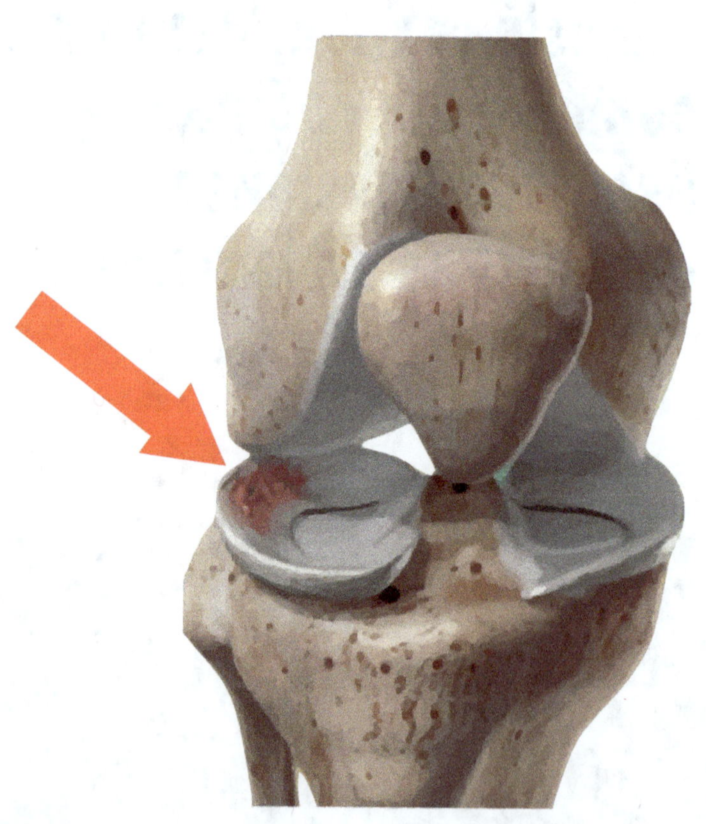

Artritis reumatoide

Enfermedad auto inmune inflamatoria que ataca a todas las articulaciones

y muchas veces termina desarrollando artrosis

Ayuda a estabilizar la rodilla y mejora la movilidad en

Artritis reumatoide

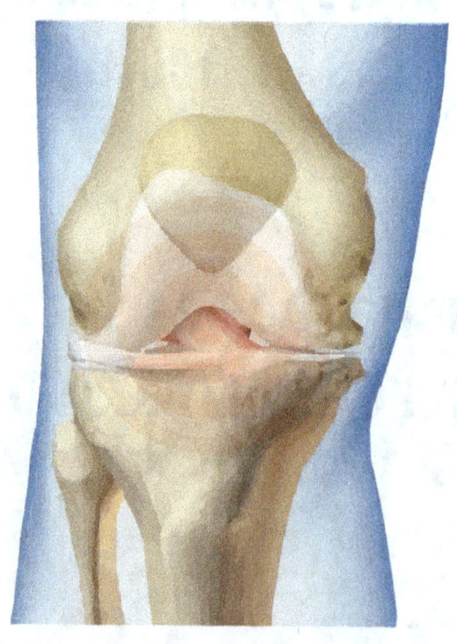

Rotura del ligamento cruzado anterior

Lesión de la rodilla que provoca inestabilidad anterior de la rodilla

y muchas veces termina desarrollando artrosis

Ayuda a estabilizar la rodilla en la rotura del ligamento

Cruzado anterior

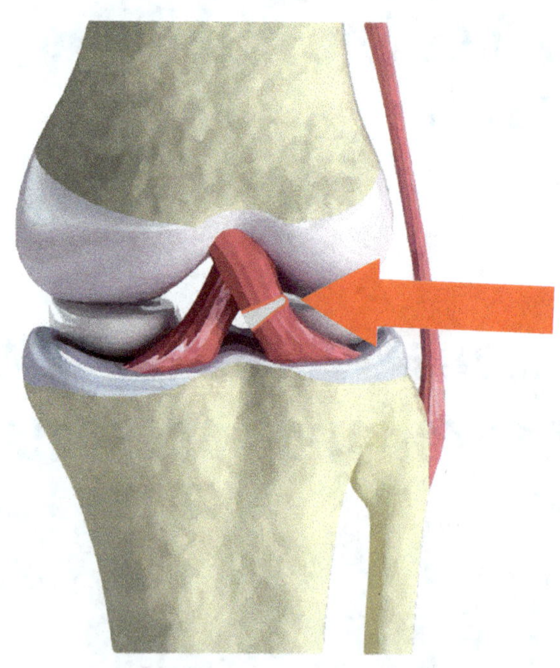

Exámenes que debes realizarte

Cada examen nos ayuda a descartar cada una de las patologías

Radiografía

Nos ayuda en el
diagnóstico de las
fracturas
Y en el diagnóstico de
artrosis
Y a clasificar las mismas

Radiografía

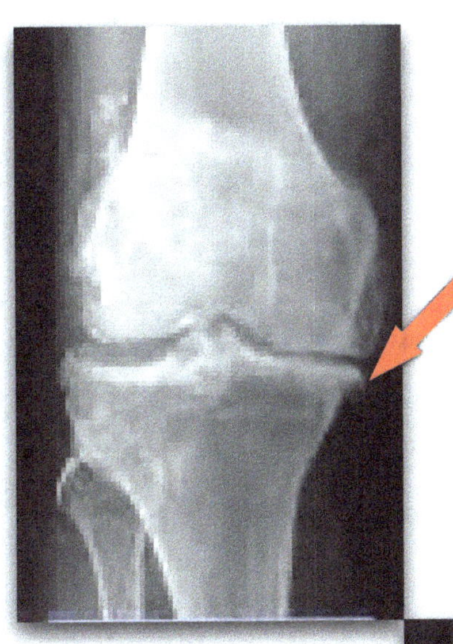

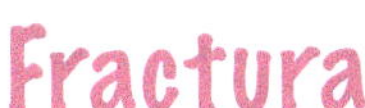

Ecografía

Nos ayuda en el diagnóstico de las lesiones delas partes blandas osea:
Ligamentos
Tendones
Músculos
Y otras estructuras

Ecografía

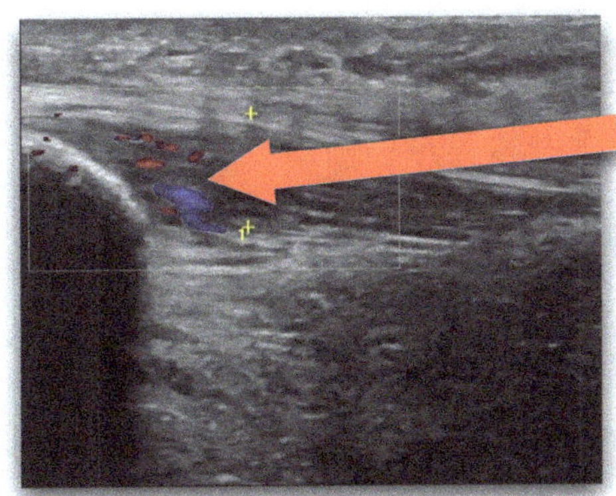

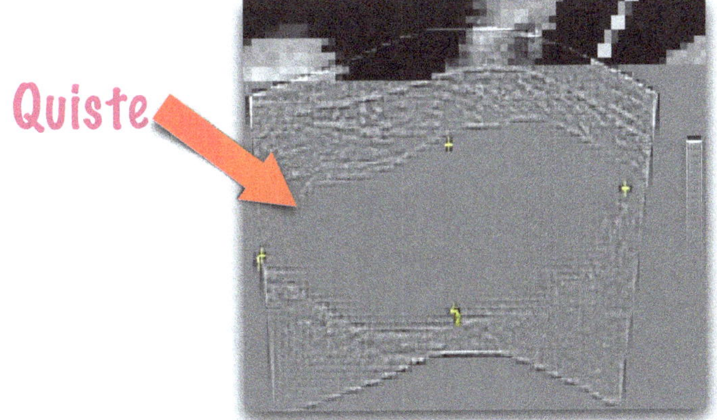

Tomografía

Nos ayuda en el diagnóstico de las lesiones como las fracturas
Ayudándonos con una visión más clara y en 3D

Tomografía

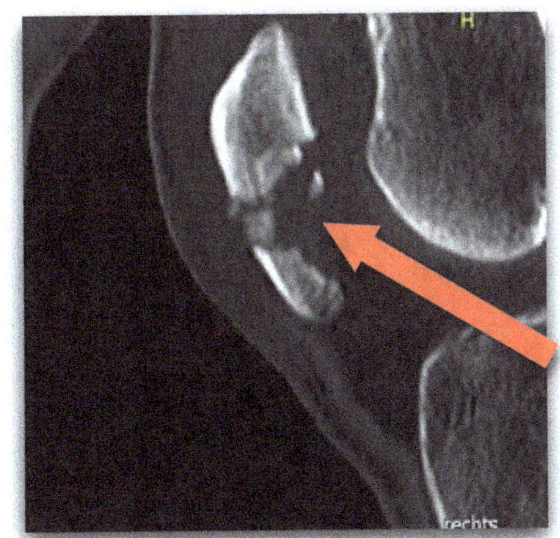

Sagital

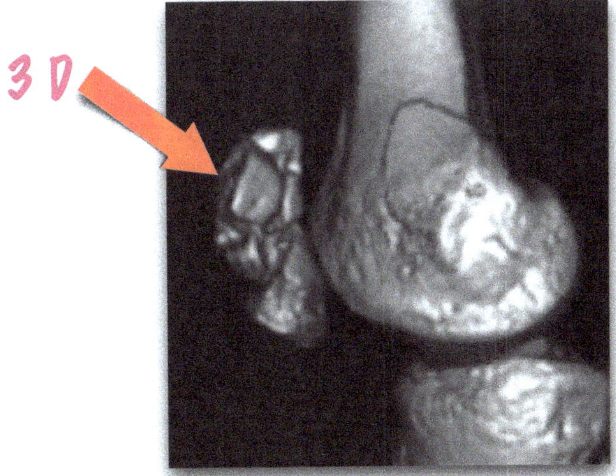

Resonancia

Nos ayuda en el diagnóstico de las lesiones de las partes blandas más específico y más claro
Es el mejor examen pero es más costoso

Resonancia

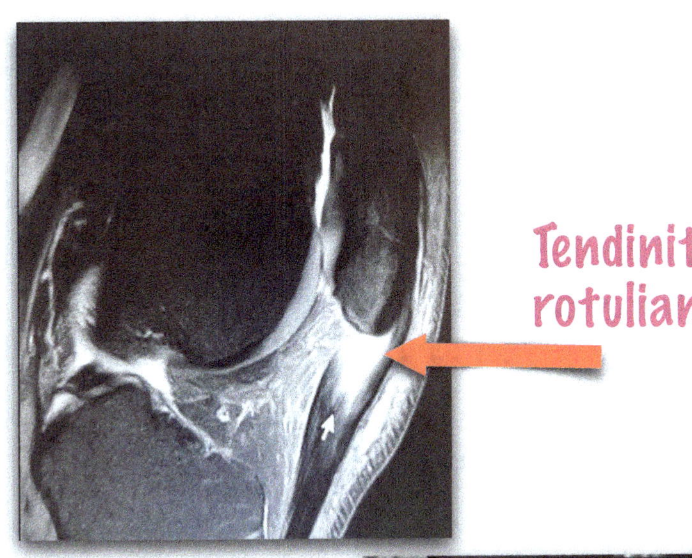

Exámenes en sangre

Nos ayuda en el diagnóstico de las enfermedades sistémicas cómo por ejemplo la artritis reumatoide

Recuerden que

Los exámenes deben ser específicos y solicitados por su médico de confianza
Así evitarás un gasto Innecesario

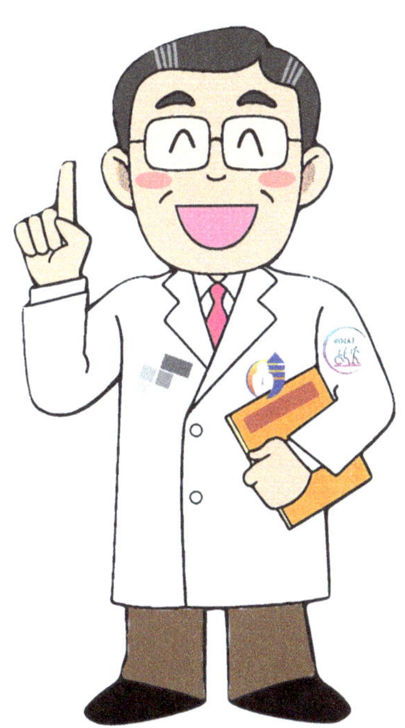

Nuestros auspiciadores

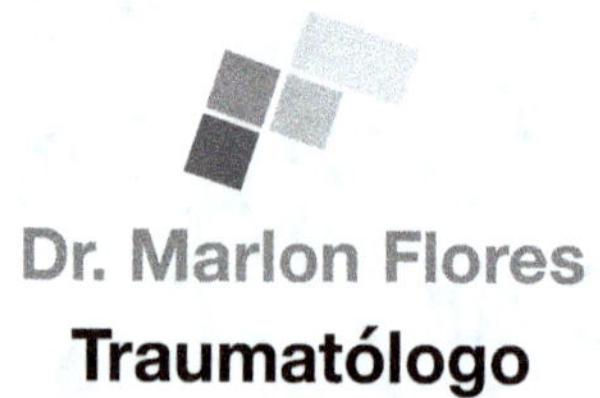

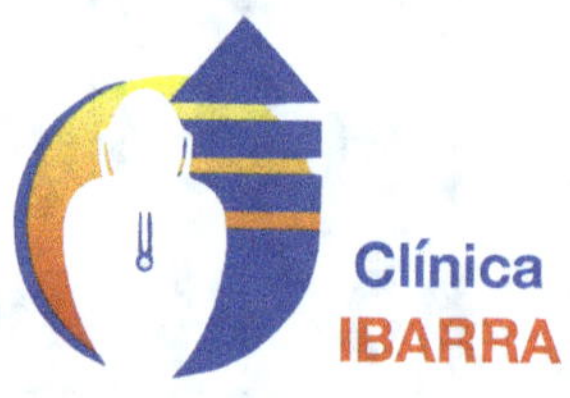

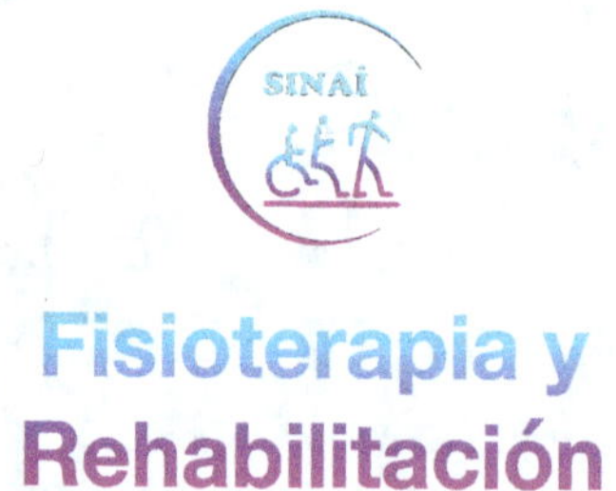